PUBLICATIONS DU JOURNAL DES SCIENCES MÉDICALES DE LILLE.

NOTE

SUR

L'EMPLOI DE L'ACIDE PHÉNIQUE

COMME AGENT ANTIPYRÉTIQUE,

lue à l'Académie de Médecine, dans la séance du 8 septembre 1880,

PAR

M. Henri DESPLATS,

Professeur de clinique médicale à la Faculté libre de Médecine de Lille,
Médecin de l'hôpital Sainte-Eugénie.

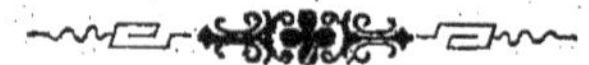

PARIS,
LIBRAIRIE J.-B. BAILLIERE ET FILS,
19, RUE HAUTEFEUILLE, 19
(près du boulevard Saint-Germain).
1880.

NOTE

SUR

L'EMPLOI DE L'ACIDE PHÉNIQUE

COMME AGENT ANTIPYRÉTIQUE,

lue à l'Académie de Médecine, dans la séance du 8 septembre 1880,

PAR

M. Henri DESPLATS,

Professeur de clinique médicale à la Faculté libre de Médecine de Lille,
Médecin de l'hôpital Sainte-Eugénie.

Les services rendus par l'acide phénique à la chirurgie ont donné l'idée de l'employer en médecine et partieculièrement chez les sujets atteints de maladies infectieuses. Après beaucoup d'autres, nous l'avons nous-même donné, depuis trois ans, à tous nos typhiques dont il a toujours abaissé d'une façon très remarquable la température.

C'est sur cet effet, non encore étudié, que nous voudrions attirer l'attention aujourd'hui.

I. — *L'acide phénique, administré à un fébricitant, abaisse la température.*

Si on donne à un fébricitant en un lavement, en boisson, ou en injection sous-cutanée, 0 g. 50 ou même 0 g. 25 d'acide phénique, on amène un abaissement rapide de la température. Depuis trois ans, nous avons toujours observé cet effet, mais jamais il ne s'est montré avec une plus grande netteté que dans le cas suivant.

On faisait tous les jours à un de nos malades, atteint de pleurésie purulente, des lavages de la plèvre avec une solution phéniquée. On lui injectait ainsi 1000 ou 1500 gr. d'une solution contenant plusieurs grammes d'acide phénique. Un jour, par suite
d'un accident survenu à l'appareil, on ne pût retirer qu'une partie du liquide injecté. Le malade absorba 1 g. 50 à 2 gr. d'acide
phénique. Nous redoutions des accidents, et au lieu de cela le malade accusa un grand bien-être tandis que la température tombait
aux environs de 37 degrès, lorsque, depuis longtemps déja, elle
oscillait entre 39° et 40°. Elle resta basse pendant 36 heures pour
remonter après.

Nous n'avons jamais obtenu chez nos typhiques ou nos tuberculeux des effets aussi remarquables, et surtout aussi persistants ;
mais jamais l'abaissement thermique n'a manqué pendant une ou
plusieurs heures. Une fois même, c'était le 15 août 1879, nous
l'avons obtenu quatre fois en quelques heures chez une jeune
malade à qui nous pratiquions des injections sous-cutanées d'acide
phénique.

Ces faits nous étaient bien connus, nous les avions souvent
constatés, et cependant, dominé par l'idée généralement reçue que
la dose de 2 à 3 gr. ne pouvait être dépassée sans danger, nous
n'avions osé recourir à l'administration de doses répétées d'acide
phénique pour abaisser la température. Il y a quelques semaines,
ayant à nouveau constaté que chaque lavement phéniqué amenait,
et cela sans aucun accident, un abaissement très sensible de la
température, nous résolûmes d'user de lavements comme on use de
bains froids et de les administrer chaque fois que se produirait une
ascension. Les résultats furent des plus encourageants et méritent
d'être connus. Les premiers malades, soumis à l'action méthodique
des lavements, étaient atteints de fièvre typhoïde. Grâce au zèle
de deux de nos élèves (1) qui ne les quittèrent ni la nuit, ni le jour,
pendant plus d'une semaine, ils purent conserver un thermomètre
à demeure, dont on nota toutes les variations; et leurs lavements
furent administrés avec le plus grand discernement.

Ne pouvant reproduire ici les détails de ces importantes observations, nous nous bornerons à en donner des extraits.

---

(1) MM. Martin et Druon. — Nous devons à ces messieurs les observations
détaillées qui servent de fondement au présent travail.

Obs. I. — Le premier malade (Carton Émile), âgé de 17 ans, était infirmier depuis peu à l'hôpital, lorsqu'il éprouva les premiers symptômes de la fièvre typhoïde. Il entra dans notre service le 29 juillet, très-gravement atteint. Le soir, le thermomètre marquait 40°,8, le lendemain matin 40°,4. On lui administra, le 29 et le 30, quelques lavements qui firent temporairement fléchir la température; mais ce ne fut que dans la journée du 31 que commença l'administration régulière.

Le matin du 31, à 8 h. 25, le thermomètre marquait 40°,8. Il y avait 102 pulsations et 20 respirations.

A 10 h. 25, la température n'avait pas varié: On donna un lavement contenant 25 centigr. Voici quels en furent les effets :

A 10 h. 05, 40°,8 ; lavement 0,25 centigr. — 10 h. 15 ; la sueur commençait. — 10 h. 20, 4°,4. — 10 h. 35, 40°,2 ; sueurs abondantes. — 10 h. 50, 40 degrés. — 11 h., 39°,8 ; plus de sueurs. — 11 h. 10, 39°,8 ; plus de sueurs.

En une heure, une dose de 25 centigr. avait amené un abaissement de température de 1 degré. On donna un nouveau lavement et la descente continua.

A 11 h. 20, 39°,8. — 11 h. 40, 39°,8 ; les sueurs reparaissent. — 11 h. 50, 39°,6. — Midi, 39°,4. — Midi 16, 39°,6.

Plusieurs fois pendant cette journée, on donna des lavements. Les effets furent toujours les mêmes.

Le 1er août, la dose fut poussée plus loin, et l'abaissement thermique fut plus marqué.

A 9 h. 25, 40°,2 ; lavement, 50 centigr. — 9 h. 45, 40 degrés ; sueurs abondantes. — 10 h. 10, 39°,4 ; sueurs abondantes. — 11 h., 39°,1 ; sueurs abondantes. — 11 h. 45, 39°,5 ; plus de sueurs ; lavement, 50 centigr. — Midi 30, 39°,2 ; lavement, 25 centigr. — 1 h. 30, 38°,9. Ce fut le plus grand abaissement de la journée. Pendant la nuit, on put descendre à 37°,7.

A minuit, 39°,5 ; lavement, 50 centigr. — Minuit 20, 39°,4. — Minuit 40, 39°,6. — 1 h. 40, 39°,2 ; sueurs ; lavement, 75 centigr. — 2 h., 38°,8, sueurs. — 2 h. 20, 38°,8 ; plus de sueurs ; lavement, 50 centigr. — 2 h. 50, 38°,5. — 3 h. 10, 38°,2. — 3 h. 15, 38°,4 ; lavement 50 centigr. — 4 h. 05, 38°3, lavement 75 centigr. — 4 h. 20, 38°,1. — 4 h. 45, 38°. — 5 h. 05, 37°,7 ; sueurs abondantes.

A 9 h. du soir, le malade avait : temp. 41° ; resp. 22 ; pouls 114. A 4 h. 50 du matin : temp. 37°,7 ; resp. 18 ; pouls 84.

En même temps que nous obtenions cet abaissement de la température, l'état général s'amendait, et le malade n'accusait aucun trouble qu'on pût attribuer à l'administration de l'acide phénique.

Pendant la journée du 3 août, le thermomètre atteignit pendant quelques minutes 39°; mais il se maintint le plus souvent au-dessous de 38°. A 4 h. du matin, il marquait 37°,4; et à 5 h. du soir, 37°6.

Pour obtenir ces effets, il fallait continuer l'administration des lavements et augmenter notablement les doses à certains moments où l'élévation semblait vouloir se produire. Si ces mesures n'étaient point prises, la température s'élevait rapidement.

Le 4 août, à minuit, le thermomètre marquait 38°3 ; l'interne, qui veillait le malade, s'endormit. Aussi, à 1 h. 35, la température était-elle montée à 39°.8. A 5 h., l'administration n'ayant pas été régulière pendant la nuit, le thermomètre montait à 40°,8. (A la même heure, le thermomètre marquait, les jours précédents, 37°,7 et 37°,4).

On reprenait à 5 h. l'administration régulière des lavements, et, à 8 h. 45, le thermomètre ne marquait plus que 37°,5. Cette température persistait encore à midi.

Jusqu'au 12 août, l'emploi des mêmes moyens produisit les mêmes effets. Le malade se trouvait dans un état très satisfaisant et n'avait pas l'aspect typhique. Pour bien confirmer que l'abaissement de la température était dû à l'administration de l'acide phénique, plusieurs fois on négligea d'administrer les lavements, et, en quelques heures, le thermomètre s'éleva jusqu'à 41°.

Aujourd'hui, ce jeune homme est complètement guéri. La durée de la fièvre typhoïde ne semble pas avoir été abrégée.

Obs. II. — En même temps que ce jeune homme, nous traitions un jeune garçon d'une douzaine d'années, qui avait contracté une fièvre typhoïde grave pendant la convalescence d'une variole confluente. Sa fièvre typhoïde fut des plus sérieuses. Il nous donna pendant quatre semaines les plus grandes inquiétudes.

L'abaissement thermique dû à l'acide phénique fut encore plus net. Tandis que sa température dépassait habituellement 40° et avait même atteint 41°, on put la maintenir pendant plusieurs jours et plusieurs nuits, et d'une manière à peu près constante, entre 37 et 38°. On la fit même descendre au-dessous de 37°.

Aujourd'hui, ce jeune garçon, dont nous regrettons de ne pouvoir donner l'observation, est en pleine convalescence. Chez lui, non plus, l'emploi de l'acide phénique ne paraît pas avoir diminué la durée de la maladie.

Depuis, nous avons eu trois typhiques, chez lesquels l'administration de l'acide phénique a donné les mêmes résultats. Ils n'ont même pas manqué chez l'un d'eux, entré dans un état des plus graves, et qui a fini par succomber.

En somme, chez cinq malades atteints de fièvre typhoïde grave, nous avons obtenu, à volonté, l'abaissement de la température par l'administration des lavements phéniqués.

Il était intéressant de rechercher, si le même effet serait obtenu chez d'autres fébricitants. Aussi avons-nous soumis aux lavements phéniqués plusieurs malades entrés avec de la fièvre. L'effet antipyretique n'a jamais manqué. Citons quelques exemples :

OBS. III. — *Variole.* — Une petite fille de 7 ans, non vaccinée, contracte dans le service une variole. Elle était au début de la période d'éruption, qui dura plusieurs jours. Quelques pustules apparaissaient sur les muqueuses buccale et vulvaire. Il y avait une fièvre intense.

Le 12 août, à 2 h. 30, le thermomètre marquait 40°,6. — 3 h., 40°,6 ; lavement contenant 15 centigr. — 3 h. 15, 39°,8 ; sueurs.— 3 h. 30, 39° ; sueurs. — 4 h., 39°,4 ; les sueurs ont cessé. — 4 h. 40, 39°,4 ; lavement 25 centigr. — 5 h., 38° ; l'enfant dort. 5 h. 45, 39° ; l'enfant dort ; lavement 20 centigr. — 6 h., 38°,6. — 6 h. 30, 38°. — 6 h. 45, 37°,8.

En quatre heures, avec 60 centigr. d'acide phénique, la température avait baissé de 2°,8 pendant la période d'éruption de la variole.

Le 13 août, l'enfant est toujours très souffrante, accuse un mal de tête très intense, vomit et a une température très élevée. L'éruption se fait très mal. Il existe à peine quelques papules disséminées.

A 2 h., 40°,4 ; lavement 15 centigr.— 2 h. 30, 39°,7. — 2 h. 45, 39°,7. — 3 h. 15, 39°,6 ; lavement 40 centigr. — 4 h., 39°,6, évacuation ; lavement 15 centigr. — 4 h. 15, 39°,5. — 4 h. 45, 39°4. — 5 h., 39°. — 5 h. 45, 38°,8 nouvelle selle ; lavement 30 centigr. — 6 h. 45, 38°,6.

Le lendemain, cette enfant avait près de 40°, et on ne pouvait continuer l'expérience à cause de son indocilité. Elle succomba pendant la période de suppuration.

Obs. IV. — *Tuberculose pulmonaire*. — Jeune fille de 16 ans, malade depuis plus de dix-huit mois, ayant eu des poussées tuberculeuses du côté des méninges. Fièvre intense tous les soirs.

Le 20 août, à 5 h. 15, 39°7 ; on donne un lavement composé de : eau 100 gr., acide phénique 1 gr., laud. XII g. — 5 h. 30, 39°,7 ; le visage est couvert de sueurs. — 6 h., 38°,8 ; sueurs très abondantes. — 6 h. 15, 38°,6 ; sueurs et sommeil profond. — 6 h. 30, 38°5 ; sueurs et sommeil profond. — 7 h., 38°4 ; sueurs et sommeil profond. — 7 h. 30, 37°,5 ; sueurs et sommeil profond. — 8 h., 36°,8 ; les sueurs sont un peu moins abondantes, mais le sommeil continue.

Le 21 août, à 4 h., 39°8 ; lavement composé de : eau 150 gr., acide phénique 1gr.50, laud. 5 g. — 6 h., 37°,4 ; la malade est trempée de sueurs et dort profondément. — 6 h. 15, 37°,3. — 6 h. 45, 37°,1. — 7 h. 15, 36°,8. — 7 h. 30, 36°5 ; sommeil toujours profond.

Le 22 août, on ne donne pas de lavements. — Matin, 38°,2. — 4 h., 39°,4. — 6 h., 40°.

Le 23 août, mêmes températures.

Le 24 août, à 3 h. du soir, la température est à 39°4. On donne un lavement phéniqué de 1 gr., et à 6 h. le thermomètre marque 36°,7.

Obs. V. — *Métro-péritonite puerpérale*. — Femme mariée, 19 ans, accouchée le 16 août.

Le 17 août, elle a 40° et des douleurs dans le ventre. On lui donne du sulfate de quinine. On lui fait des injections phéniquées, vaginales et intra-utérines. La température ne baisse pas.

Les 21, 22 et 24 août, elle atteint le soir 41°.

Le 26 août, à 9 h. 10, 40°,7 ; lavement contenant : acide phénique 1gr.50, laud. X. — 9 h. 50, 39°,5 ; sueurs abondantes. — 10 h. 10, 39°,2 ; nouveau lavement, 1gr.50. — 11 h. 25, 38°4 ; lavement 1 gr. — 2 h. 10, 37°,6 ; lavement 1 gr. — 4 h., 37°,6 — 5 h. 30, 37°4 ; lavement 1 gr. — 6 h. 30, 37°,6 ; lavem. 1 — 7 h. 15, 37°,2. — 9 h., 38°,6 ; lavement 2 gr. — 9 h. 15, 39° — 11 h., 38°,2 ; lavement 1 gr.

La nuit fut bonne. La malade qui, en cinq heures, avait été amenée de 40°,7 à la température normale, y fut maintenue pendant toute la journée. Elle absorba, en quatorze heures, 10 grammes d'acide phénique et n'éprouva aucun trouble.

Cette malade est aujourd'hui guérie.

Multiplier les exemples nous semble inutile; ceux qui précedent sont suffisants et permettent de tirer la conclusion suivante :

L'acide phénique administré en lavements abaisse la température des fébricitants, quelleque soit la cause de la fièvre. Employé à doses convenables, il permet de ramener la température à la normale et même au-dessous.

II. — *Mode d'administration et doses.*

Après avoir eu recours à toutes les voïes d'introduction: estomac, muqueuse respiratoire, tissu cellulaire sous-cutané, rectum, nous nous sommes décidé à ne faire usage que de cette dernière, parce que c'est la seule qui permette d'employer l'acide phénique à doses élevées.

Nous donnons des lavements contenant 100 à 150 grammes d'eau, dans laquelle est dissous l'acide phénique. On y ajoute, quand c'est utile, du laudanum. Ainsi qu'on le voit dans nos observations, aux enfants on donne d'abord de faibles doses : **0,15**, **0,20**, **0,30**. Aux adultes on donne : 0,25, 0;50, 0,75, **1 gr. 1,50**, **2 gr.** Il est bon de ne pas dépasser pareille dose et nous conseillons même de ne jamais l'employer chez un malade qui n'a pas encore pris d'acide phénique.

Le plus souvent on ajoute aux solutions phéniquées de l'alcool. On fait même des solutions exclusivement composées d'alcool et d'acide phénique. Il faut, autant que possible, ne pas user de ces solutions et prendre l'acide phénique dissous dans l'eau.

A quels moments faut-il donner les lavements?

Il est impossible de donner une règle précise : pour un certain nombre de malades, le thermomètre a été le seul guide ; à d'autres nous avons fait donner les lavements toutes les 3 heures ; et cette pratique, que nous recommandons pour les malades de la ville, nous a donné de très bon résultats. Il en est pourtant une autre que éous croyons préférable : elle consiste à administrer l'acide phénique aux malades d'une manière continue, à l'aide d'un siphon et d'une canule à demeure fixée dans le rectum. Ce procédé très ingénieux a été imaginé par un de nos élèves, M. Druon, qui l'a appliqué chez une de nos malades. Il a l'avantage de ne pas permettre de grandes variations de la température et de ne pas nécessiter la présence constante d'un médecin ou d'un interne. Voici les résultats qu'il a donnés chez une malade à laquelle on l'a appliqué, il y a quelques jours.

Obs. VI. — Maessens Marie, âgée de 48 ans, était malade depuis le 12 août, avait une grande lassitude, de la céphalalgie, une grande soif et de la fièvre, lorsqu'elle se présenta à l'hôpital le 26 août.

En l'interrogeant, on constata que, outre sa fièvre habituelle, elle avait des exacerbations très marquées toutes les après-midi.

Le 28 août, à 5 h. 30, le thermomètre marquait 39°,9.

Le 29, à 8 h. du matin, 38°,4 ; à 5 h. du soir, 40°.4..

Le 30, à 8 h. du matin, 38°,4.

On donna 1 gr. de sulfate de quinine, et à 6 h. du soir, le thermomètre marquait encore 39°,4.

Il n'était donc pas douteux que cette malade était atteinte d'une fièvre rémittente. Le 31 août, on imagina et on appliqua, pour la première fois, le siphon réglé de manière à ce qu'il laissât couler un centimètre cube d'une solution au 100ᵉ à la minute. Il fut appliqué à 8 h. 45 du matin. La température était à 38°,1.

La canule fut parfaitement tolérée ; la malade n'éprouva aucune sensation désagréable. A midi, elle avait absorbé 1ᵍʳ·50 d'acide phénique, et le thermomètre marquait 37°. On retira la canule pour assister à la naissance de l'accès et essayer aussitôt de l'arrêter.

A 2 h., frisson.

A 3 h., 39°. La malade était pâle ; ses lèvres cyanosées et animées de tremblements ; les extrémités froides ; et, sur tout son corps, elle présentait cet état décrit sous le nom de chair de poule. Tandis que, le matin, elle ne pouvait tolérer le drap, elle ramenait sur elle une grosse couverture de laine. L'appareil ayant été réglé à 25 gouttes environ à la minute, et la malade ayant été à la selle, la canule fut mise en place.

3 h. 15, 39°,5. Les extrémités sont toujours froides. Cependant la chair de poule a cessé ; les lèvres sont moins bleues ; la malade sommeille.

3 h. 30, 39°,7. Même état.

3 h. 45, 39°,6. La malade, éveillée, dit qu'elle commence à se réchauffer. Les lèvres sont rouges, la face devient vultueuse ; mais les extrémités sont encore froides.

4 h., 39°,5. La sueur commence à paraître, les extrémités sont réchauffées. — A ce moment, 40 centimètres cubes de la solution ont été injectés.

4 h. 30, 39°. Moiteur de tout le corps.

5 h., 38°,8. Sueur.

5 h. 30, 38°,8.

6 h., 38°,8. On constate que l'appareil ne fonctionne pas ; on le débouche et on le remet en place.

6 h. 30, 38°,2.

7 h. 30, 38°,8.

8 h. 30, 37°,6.

9 h. 30, 37°,4. A ce moment, l'injection fut interrompue.

De 3 h. 30 où le thermomètre marquait 39°,7, à 7 h. 30 où il marquait 37°,8, la température avait baissé de 2°.

Or l'avant-veille, à la même heure, la malade avait 40°,4 ; et la veille, malgré 1 gr. de sulfate de quinine, elle avait encore 39°,4.

Le lendemain, 1er septembre, on fit plus encore : on appliqua le siphon dès le matin, et l'accès fut complètement supprimé :

A 7 h. 30, 38°. — 9 h., 37°. — Midi, 37°. - 3 h., 36°,8 ; la veille, à cette heure, la malade était en plein frisson et avait 39°.

3 h. 30, 37° ; elle dort et transpire.

4 h., 36°,8 ;   id.

5 h.,   id.   id.

6 h., 37° ;   id.

6 h. 30, 37° ;   id.

7 h., 37° ;   id.

A ce moment, la malade se lève pour aller à la selle et n'accuse d'autres phénomènes qu'un peu de vertige.

A cause de certaines irrégularités dans le fonctionnement de l'appareil, qui se bouche de temps en temps, la malade a absorbé 8gr.40 d'acide phénique en douze heures.

L'application du siphon ne fut pas continuée les jours suivants. La malade eut, le 2 septembre, 38°,1 le matin, et 38°,8 le soir.

Le lendemain, 3 septembre, elle avait 38°,5 le matin, et, quoiqu'elle eût pris 1gr.50 de sulfate de quinine, le soir, à 5 h. 45, le thermomètre marquait 38°,6.

On ne peut donc contester que, dans ce cas, l'acide phénique, administré d'une manière continue, ait réglé la température de manière à ce qu'il n'y eut entre les divers moments de la journée un écart de plus de deux dixièmes.

L'expérience nous a appris que le débit du siphon rectal est difficile à régler ; pour qu'il n'y ait point d'interruption dans son fonctionnement, il faut exercer une surveillance constante. Nous ne doutons pas que ces difficultés techniques ne soient facilement résolues, et qu'avant peu nous ne soyons en possession d'un siphon facile à régler et à écoulement continu (1).

Nous n'avons pas dit jusqu'ici à quelles doses on peut administrer l'acide phénique. quoique notre expérience ne nous permette pas encore de tracer des règles précises, nous pouvons dire néanmoins que les doses, considérées comme toxiques par les auteurs ne le sont pas. Nous invoquons, pour l'affirmer, les expériences faites par nous sur les animaux, expériences dont nous ne pouvons aujourd'hui rendre compte, et les faits cliniques déjà nombreux que nous possédons. Nous avons donné quotidiennement à plusieurs de nos malades 5, 6, 8, 10, 12 et un jour même 19 grammes d'acide phénique. Le premier malade, dont nous parlons dans ce travail et qui est seulement âgé de 17 ans, a absorbé, sans éprouver d'autres phénomènes que des sueurs très abondantes et un peu d'ivresse, 113 grammes d'acide phénique pendant toute la durée de sa maladie, et 91 grammes du 2 au 7 août. Nous ne pouvons affirmer que les choses se passeront toujours ainsi ; aussi recommandons-nous à ceux de nos confrères, qui voudraient nous imiter, de s'en tenir d'abord à quelques grammes par jour pour tâter la sensibilité du sujet et surtout de ne pas introduire à la fois des doses trop massives. nous considérons comme telles, celles qui dépassent 2 grammes (2).

Nous craindrions d'abuser de la patience de l'Académie en parlant aujourd'hui de l'action de l'acide phénique sur le système

---

(1) Depuis la lecture de cette note à l'Académie, nous avons plusieurs fois appliqué le siphon rectal, et nous sommes aujourd'hui en possession d'un modèle qui donne de bons résultats. Nous comptons faire connaître prochainement nos nouvelles observations, qui ne sont pas moins intéressantes que les premières.

(2) Quoique les exemples déjà cités suffisent à faire connaître notre manière de procéder, nous croyons utile de l'exposer sommairement : Après avoir vidé le rectum par l'administration d'un grand lavement, on porte un peu haut dans l'intestin, à l'aide d'une sonde d'homme qu'on a placée à l'extrémité de la seringue, un lavement contenant 0gr.50, 0gr.75 ou 1 gr. d'acide phénique, dissous dans 100 gr. d'eau. Dix minutes après, souvent plus tôt, la face devient rouge, et au bout de quinze miutes, on voit apparaître les sueurs qui bientôt se généralisent et deviennent très abondantes. La température commence alors à descendre et s'abaisse, en une ou deux heures, de 1 à 2°, quelquefois davantage. Au bout de ce temps, en général, la température commence à remonter. Il faut, si on ne veut pas voir la température s'élever, en une heure, au degré qu'elle avait au début de l'expérience, donner un nouveau lavement. — Quelques malades n'ont pas de sueurs. et cependant leur température s'abaisse.

nerveux, sur les secrétions, le respiration, la circulation et en recherchant les accidents possibles.

Nous nous bornerons donc à dire que le fonctionnement de tous les grands appareils est profondément modifié par l'administration de l'acide phénique à haute dose.

Pour le *système nerveux*, cela est rendu manifeste par les phénomènes d'ivresse, le vertige et le sommeil profond, que nous avons constatés chez plusieurs de nos malades. Chez les animaux, à qui des doses massives ont pu être administrées, à ces phénomènes se sont jointes des convulsions épileptiformes, dont la durée a toujours été proportionnelle à la dose absorbée. Ces convulsions n'ont jamais eu de suites fâcheuses. Quelques heures après l'animal avait repris son agilité et son appétit.

Sur les *secrétions* l'action n'est pas moindre, à en juger par les sueurs profuses dont les malades sont inondés et la coloration noire des urines qui ne manque presque jamais.

L'action sur la *respiration* est moins apparente, mais celle sur la circulation a une très grande importance. C'est en agissant sur elle, croyons-nous, que l'acide phénique abaisse la température. Aussi ce sujet demande-t-il une étude détaillée que nous préparons.

Quant aux accidents possibles nous en soupçonnons quelques uns, mais notre expérience est encore trop courte pour que nous puissions les décrire. Le seul que nous puissions signaler, ce sont les convulsions épileptiformes qui ne se sont jamais produites chez les animaux quand la dose brusquement introduite ne dépassait pas 2 grammes.

Pour aujourd'hui, nous nous bornerons à tirer du présent travail les conclusions suivantes :

1° L'acide phénique, administré à doses suffisantes aux fébricitants, a toujours pour effet d'abaisser rapidement leur température;

2° Cet abaissement peut être maintenu et accru par l'administration de nouvelles doses, et, grâce à cet agent, le médecin peut modérer à volonté la température des malades;

3° Les doses d'acide phénique, considérées comme toxiques, peuvent être dépassées sans danger. Cela résulte des observations citées, dans lesquelles nous voyons des malades en prendre pendant plusieurs jours 8, 10 et 12 gr. sans en éprouver aucun accident;

4° Le rectum est la meilleure voie d'introduction. Il est bon de ne jamais administrer plus de 2 grammes en un seul lavement. Cette dose ne doit même jamais être donnée du premier coup à un adulte. Pour un enfant, selon l'âge, on donnera 0,10, 0,15, 0,20 etc.

PRINCIPAUX TRAVAUX DE L'AUTEUR :

De la nature de l'endocardite ulcéreuse. — Paris, Delahaye, 1871.

De la péritonite rhumatismale (Société médicale d'émulation et Union médicale, 1872).

Des paralysies périphériques (Thèse d'agrégation). — Paris, Delahaye, 1875.

De l'intoxication saturnine (Revue scientifique de Bruxelles, 1877).

Histoire sanitaire des fabriques de céruse à Lille, depuis 1866 jusqu'à 1878 (Extrait des Annales d'hygiène publique, 1878).

De l'atrophie musculaire dans la péri-arthrite scapulo-humérale (Gazette hebdomadaire, Paris, 1878).

Note sur deux cas de rhumatisme articulaire graves traités par le salicylate de soude (Gazette hebdomadaire, 1878).

Métalloscopie et Métallothérapie (Revue scientifique de Bruxelles, 1878).

Des localisations cérébrales (Ibid., 1878).

Des pseudo-exanthèmes aigus rhumatismaux (Journal des Sciences médicales de Lille, 1879).

Des localisations cérébrales. — Faits négatifs (Ibid., 1879).

Notes diverses (Revue médicale, Union médicale, Société médicale des hôpitaux, Paris, 1879. — Journal des Sciences médicales de Lille).

LILLE. — IMPRIMERIE L. DANEL